LE DIABÈTE

ET

SON TRAITEMENT

PAR

Le Docteur M. THERY

« Dans aucune maladie, l'apparence n'est
« plus trompeuse que dans le diabète. Dans
« aucune, la mort n'est plus habile à dissi-
« muler ses coups. »

MARCHAL (de Calvi).

Quatrième Édition

PARIS

LECÈNE, OUDIN ET Cⁱᵉ

15, RUE DE CLUNY, 15

1894

LE DIABÈTE

ET

SON TRAITEMENT

PAR

Le Docteur M. THÉRY

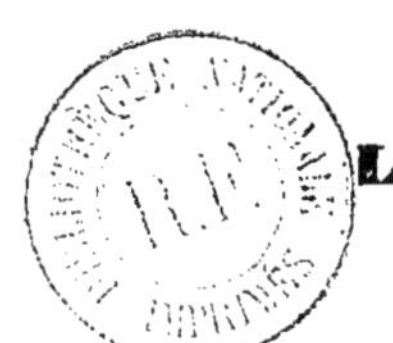

> « Dans aucune maladie, l'apparence n'est
> « plus trompeuse que dans le diabète. Dans
> « aucune, la mort n'est plus habile à dissi-
> « muler ses coups. »
>
> MARCHAL (de Calvi).

Quatrième Édition

PARIS

LECÈNE, OUDIN ET Cie

15, RUE DE CLUNY, 15

1894

Aussi ancien que le monde, le diabète a été l'objet de curieuses recherches, dans notre période contemporaine, où la médecine expérimentale et scientifique a fait (on le sait) des pas de géants... Il n'existe pourtant point, à l'usage du grand public et des praticiens très occupés, de traité accessible, d'un volume portatif, et dont la matière soit véritablement tenue au courant des modernes découvertes physiologiques et thérapeutiques. C'est cette lacune que nous avons entrepris de combler dans ces quelques pages ; elles n'ont, croyons-nous, d'autre mérite que celui d'éviter au lecteur de trop longues recherches, et de lui faciliter la mise au point des opinions successives que les médecins professent sur un sujet passablement obscur et embrouillé, avouons-le.

Si nous avons réussi, tout à la fois, à intéresser et à être utile, nos vœux les plus ardents seront exaucés.

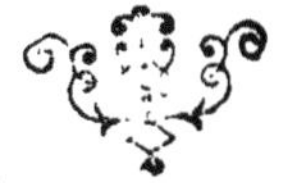

LE DIABÈTE

ET

SON TRAITEMENT

E diabète, rare chez l'enfant et le vieillard, atteint, avec prédilection, les hommes et les femmes en pleine possession de leurs forces physiques. Pour l'Europe, il est surtout fréquent en Angleterre, en Hollande, en France et en Allemagne ; les pays chauds paraissent, relativement, épargnés par cette maladie, qui est loin d'être ainsi (comme certains esprits systématiques et exclusifs se sont complu à le prétendre) une maladie alimentaire ou une variété spéciale de névrose... Le diabète réside uniquement dans un *vice d'assimilation*, par lequel se pervertit et s'exagère la fonction formatrice du sucre (*glycogénèse de Claude Bernard*), fonction normale chez tout être vivant. Si le foie est toujours malade chez les vieux diabétiques, cela tient à ce que le foie est précisément l'organe principal par lequel s'opèrent les transformations sucrées dans l'économie. Mais ce n'est qu'à la longue que ces altérations du foie se manifestent : de même que se détériorent les reins, l'estomac et les poumons de l'ancien diabétique, tout imprégné de sucre. Au début, il ne s'agit que d'un état irritatif ou congestif, qui disparaît par un traitement rationnel, tel que celui que nous voulons décrire tout à l'heure : plus tard, ce sont les hépatites et les cirrhoses...

Tout individu soucieux de sa santé, s'il soigne les perturbations nutritives (digestions lentes et difficiles, renvois, sécheresse de la bouche, urines abondantes, perte des forces, impuissance, etc.) qui précèdent le diabète véritable, n'arrive jamais à cet *état chronique grave* qui le caractérise. Méfions-nous, surtout, d'un appétit vorace, d'un désir immodéré des substances sucrées ; prenons garde à la constipation, à l'eczéma, à la perte de l'appétit sexuel, à l'ébranlement des dents, à la toux sèche et tenace : ces signes révèlent, chez un sujet bien portant et vigoureux en apparence, les préliminaires indices du diabète confirmé. On l'a dit avec raison : une once de précautions préventives vaut mieux qu'un kilogramme de traitement médicamenteux. Que les malades y prennent donc garde, pendant qu'il est temps encore de faire rétrograder l'ennemi morbide, avançant à pas lents, mais sûrs ! C'est le moment de recourir à une bonne hygiène alimentaire, de faire un exercice régulier ; de songer à l'hydrothérapie et aux agents thérapeutiques capables d'arrêter le flux sucré des reins, par lesquels la santé et la vie vont s'échapper sans trêve. C'est le moment de veiller à une saine ordonnance digestive et au fonctionnement, constant et régulier, de la peau, sur laquelle un bon médecin devrait toujours avoir les yeux fixés, comme sur la soupape de sûreté de la machine animale.

C'est la présence, plus ou moins considérable, du sucre (glucose) dans les urines, qui, avec l'exagération de celle-ci, l'augmentation de la soif et de la faim, caractérisent, le plus fidèlement, le diabète. L'hérédité goutteuse ou arthritique est ici indiscutable : les malades *qui veulent chercher* trouvent toujours, dans leurs ascendants ou dans leur filiation, le rhumatisme, l'asthme, la migraine, la sciatique, la gravelle, l'eczéma et autres symptômes morbides, ressortissant à la grande famille arthritique. Si les névropathes sont parfois prédisposés (diabète nerveux), comme on le sait aujourd'hui (depuis la fameuse expérience de Claude Bernard piquant le plancher du quatrième ventricule cérébral chez une bête et provoquant ainsi des urines sucrées), c'est que la névropathie dépend, fréquemment, de l'arthritisme, ainsi que le démontrèrent Axenfeld et Grasset en France, Hammond et Weir-Mitchell à l'étranger. Il est certain, d'ailleurs, que les excès de cerveau et de cervelet (travailleurs intellectuels, suppôts de la grande vie parisienne) prédisposent, au moins autant, à la maladie, que peuvent le faire la gourmandise et l'amour de la table et du bon vin. Que les causes agissent sur le foie, par l'intermédiaire de l'estomac, père de la nutrition, *maître-archée* du tube digestive (comme le nommait Van Helmont), ou qu'elles viennent perturber les fonctions de cette glande, à la faveur d'un trouble nerveux initial ou d'une insuffisance des poumons à remplir leur rôle dans la combustion lente de l'organisme, le diabète n'en est pas moins créé... C'est ce qui nous explique l'absence de lésions cadavériques, constantes et caractéristiques, du mal vu à l'autopsie. Le sang contient du sucre : dès lors, il remplit mal ses inéluctables fonctions de liquide animé, vivant et nutritif, chargé de circuler dans tous les coins et recoins de nos cellules organiques et d'y entretenir chaleur, nutrition et vie.

La quantité moyenne de sucre excrétée par les urines des diabétiques confirmés est de 100 à 200 grammes par jour. On la reconnaît, chimiquement, par les liqueurs de Fehling ou de Barreswill, le bismuth et la potasse caustique, etc ; physiquement, par l'ingénieux saccharimètre de l'opticien Soleil. L'urine pâle, décolorée, attire les mouches et tache en blanc les vêtements de drap noir ; ordinairement très abondante, elle est susceptible de subir la fermentation alcoolique. Les déchets organiques à réparer, dans ces conditions, deviennent énormes et forcent le sujet à boire abondamment (8 à 10 litres par jour) : ce qui l'expose aux dangers additionnels de l'alcoolisme (*alcoolo-diabète* d'Aristide Verneuil), et à manger sans cesse, comme un vrai *boulimique*, ce qui rend fréquentes, chez lui, l'indigestion et la dilatation d'estomac. Malgré cette *polyphagie*, le malade n'engraisse point : souvent même, il se met à maigrir (ce qui est toujours mauvais signe).

La présence du sucre dans le sang détermine la carie des dents et l'inflammation des mâchoires, la stérilité, la cataracte, les clous, les anthrax graves, les herpès et eczémas récidivants. La peau, d'une exquise vulnérabilité, devient aisément le siège d'éruptions et de gangrène, qui témoignent éloquemment de la déchéance vitale des éléments dermo-épidermiques. Les poumons, catarrheux, deviennent aussi la proie facile des pneumonies gangréneuses et de la phtisie commune : le fameux bacille de Koch trouve probablement, dans le milieu sucré, un aliment favorable à sa pullulation prospère. Il n'est pas rare de voir des diabétiques, bien portants et paraissant fort peu atteints, succomber en quelques jours à ces complications de diverse nature. La mort rapide ou même *subite* n'est point très rare ; elle arrive sous la forme de symptômes comateux au-dessus de toutes les ressources de l'art et dus probablement au développement anormal de l'acétone dans le milieu intérieur (*acétonémie*). Ces graves accidents surviennent de préférence chez les diabétiques voués à une hygiène défectueuse, chez les surmenés physiques et intellectuels, chez ceux qui manquent de tranquillité morale, qui sont livrés à la tristesse, aux soucis, au désœuvrement. Les *inhalations d'oxygène* bien pratiquées constituent (disons-le en passant) le traitement le plus rationnel du coma diabétique, ainsi que des lésions tuberculeuses imminentes, parce qu'elles remédient à la pénurie d'absorption en oxygène et facilitent ainsi les transmutations chimiques de l'hématose.

Le diabète a une durée des plus variables : tantôt il met quelques mois, deux ou trois ans pour parcourir toutes ses périodes et conduire finalement sa victime au marasme et à la mort ; tantôt il se prolonge pendant 25 ou 30 ans, sans altérer sensiblement la santé générale. Mais cette dernière éventualité n'apparaît guère que chez les sujets qui se soignent convenablement, et savent lutter à armes égales contre l'affaiblissement résultant de la maladie. Les symptômes qui doivent semer l'inquiétude dans l'entourage du diabétique sont : l'odeur fétide et acide de l'haleine, la chute des ongles des doigts et des orteils, l'amaigrissement extrême, la toux avec crachement de sang ou de muco-pus ; la présence de l'albumine dans l'urine aggrave aussi le pronostic et précipite la fatale échéance ; la diarrhée consume enfin très rapidement dans l'hectisme le sujet affecté de diabète un peu ancien.

Quant à la quantité de sucre renfermée dans les urines, elle n'a pas, en vérité, une très grande importance : s'il n'est pas absolument vrai de dire toujours que la *glycosurie* soit la « sauvegarde du diabétique », il n'en est pas moins certain que la proportion de sucre renfermée dans les urines est rarement en rapport avec celle que contient le sang. Autrement dit, la *glycosurie n'est aucunement révélatrice de l'intensité du diabète*. De plus, il faut toujours se rendre un compte exact de la quantité d'urine émise ; un diabète de 4 grammes par litre est dix fois plus grave qu'un de 40 grammes, si le sujet rend 15 litres d'urine par jour au lieu d'en rendre 5. Etablissons donc soigneusement les rapports de l'analyse avec la quantité d'émission urinaire. Sachons aussi que les sueurs et les diarrhées des diabétiques sont ordinairement très sucrées et par conséquent supplémentaires des urines, au point de vue de l'excrétion du glucose. Il faut tenir compte enfin, dans les analyses d'urine, de l'élimination de l'*urée* et des *phosphates* (1), dont la trop grande perte épuise le malade et le conduit vite à l'amaigrissement et à la consomption

---

(1) M. Charles Garnier met son laboratoire à la disposition de MM. les Docteurs ou des malades qui désireraient lui confier les analyses, qui seront toujours faites avec un soin scrupuleux.

(*autophagie diabétique*), à moins qu'une vorace augmentation de la faim (il est des diabétiques digérant journellement 10 à 15 kilogrammes d'aliments) ne vienne providentiellement suppléer aux pertes infligées à l'organisme épuisé de toute part.

Le diabète est bien plus fréquent chez l'homme que chez la femme. Parmi les diverses races, il offre une certaine prédilection *philosémitique;* mais cela ne tient-il pas à ce que les Juifs choisissent des professions sédentaires, préférablement à des professions manuelles ? Or, l'on sait, d'après les statistiques de Bouchardat et de Durand-Fardel, que, précisément, les professions les plus atteintes sont celles de rentiers, commerçants, notaires, curés, prêtres, hommes de loi, fermiers enrichis et oisifs. D'ailleurs, le diabète succède souvent à des troubles du système nerveux, tels que frayeur, émotions, chagrins, déceptions, pertes financières, etc. Chez la femme, les influences de la grossesse, de l'allaitement et de l'âge critique ont été parfaitement établies. Enfin, on trouve, chez la plupart des glycosuriques et des candidats au diabète, un goût excessif pour toutes les substances sucrées. (Quand la découverte de l'*édulcor* n'aurait eu pour résultante que de flatter ce goût, tout en refrénant les funestes conséquences qu'il recèle, ce remède antidiabétique serait digne de tous les éloges de la médecine. Nous aurons l'occasion de revenir, tout à l'heure, sur ces faits importants à faire connaître.)

Afin de ne pas nous perdre dans des détails inutiles pour la pratique, abordons maintenant l'étude du traitement des diabétiques.

Il faut proscrire de l'alimentation le sucre sous toutes ses formes, le miel, les confitures et entremets sucrés, les fruits sucrés, les légumes sucrés (carottes, betteraves, oignons), le lait, très riche en *lactose* (sucre analogue au *glucose*), les vins de liqueur, le champagne, le cidre doux, la bière de mars, les glaces, sorbets, chocolats, réglisse, etc.

Sont défendus également : tous les féculents, qui sont susceptibles de se transformer, dans l'organisme, en dextrine, puis en glucose (le pain, les pâtisseries, les céréales, les pommes de terre et autres fécules alimentaires, les pâtes, les haricots, pois, lentilles, châtaignes, noisettes). Les sauces seront préparées avec de la farine de son ou mieux de gluten ; car, avec le gluten, on peut faire des crêpes, des gaufres, des biscuits, des biscottes, des échaudés (que l'on peut sucrer à volonté par le moyen de l'édulcor). Après l'amidon de blé et la fécule de pomme de terre, c'est le riz qui renferme le plus de matière amylacée nuisible au diabétique, par sa transformation possible en sucre.

Les aliments recommandés sont : la viande et le poisson de toute nature et sous toutes les formes culinaires (à condition que les sauces soient sans farine), les œufs, les fromages, la crème, le beurre, le lard, les graisses, les huiles (ces dernières combattent la constipation qui résulte du régime carné exagéré), les aliments herbacés : épinards, laitue, asperges, cresson, persil, cerfeuil, chicorée, haricots verts, cardons, concombres, choux, choucroute. Il faut tâcher de réduire à 200 gr. de mie de pain par jour la ration de cet aliment nuisible (que seul le pain de *Gluten Royal de Ladurée* est en puissance de remplacer, sans dégoût ni dyspepsie consécutifs), grâce à la qualité de la farine employée et à l'art apporté dans la fabrication.

Voici quelques menus pour fixer les idées : Potage à l'oignon et au fromage (sans roux de farine) ; bouillon aux œufs, au gluten, au cerfeuil, à la purée de volailles ou de gibier ; thé de bœuf ; soupe aux herbes et à l'œuf ; — jambon, saucisson, saucisses aux choux, boudin aux épinards ; choucroute, chouxfleurs, choux de Bruxelles. — Harengs marinés, sardines, huîtres, rillettes, foie gras, langue fumée, crevettes, écrevisses, andouillettes. — Œufs à la coque ou au jus, omelettes, sauces aux œufs. — Filet rôti aux champignons et au madère; gibier. — Veau piqué rôti aux haricots verts; viandes en daube; cardons à la moelle, caviar, tous les poissons. — Poulet, canard, dindon, rôtis ou en salmis avec des truffes. — Cornichons salés, cresson, fromages. — Les fritures peuvent être faites en remplaçant la pâte par du blanc d'œuf. *Crème à la vanille et à l'édulcor.* — Salades à l'huile et à la crème (1).

Comme boissons, l'eau rougie, le thé chaud sucré avec l'*édulcor*, le café, alcoolisé et sucré de la même manière. Le diabétique ne doit boire ni trop ni trop peu, mais modérément, des boissons fraîches, de bonne qualité, ou de la macération de quinquina coupant du vieux bourgogne. Nous parlerons plus loin de l'utilité comme eau de table de l'*eau oxygénée sous pression*.

Les menus alimentaires doivent être très variés, afin d'éviter le dégoût et la dyspepsie, qui entraîneraient fatalement une émaciation toujours dangereuse. Il faut éviter que la soif exagérée fasse tomber dans l'alcoolisme le malheureux diabétique, qui deviendrait alors la proie certaine et rapide de la gangrène et des complications cérébrales. Il devra aussi fuir le régime *carné trop féroce*, qui le mènerait à la goutte et à la gravelle. Les poissons, les viandes blanches et les corps gras lutteront contre les excès dangereux de la médication azotée.

Ajoutons ici un mot sur le pain de gluten, qui est recommandé par tous les auteurs. La plupart des glutens du commerce sont encore très riches en amidon, ainsi que *Esbach* l'a péremptoirement démontré pour ceux de Paris. Seul, le *Gluten Royal de Ladurée* (2) n'en contient qu'en quantité négligeable : la farine a été complètement lavée de sa fécule; il n'y reste que le gluten,

---

(1) Les corps gras (beurre, graisses, huiles), recommandés surtout par *Cantani*, préservent de la maigreur et de l'atrophie cachectique, en même temps qu'ils servent d'aliments respiratoires fort utiles, dans une maladie qui tue si fréquemment le poumon. — (Dr *Monin, le Traitement du diabète.* — Mémoire de concours, 1884.)

(2) Boulangerie-pâtisserie *Ladurée*, 16, rue Royale, Paris.

cette *albumine végétale* du grain de blé. Aussi digestif que le pain ordinaire, le pain de gluten a l'immense avantage psychothérapique d'éviter au malade une privation pénible, en lui permettant l'emploi avantageux, *largâ manu*, d'une substance dont l'habitude rend la présence absolument nécessaire avec un grand nombre d'aliments d'un usage journalier. N'ajoutons pas aux cruautés du régime carné la suppression ou le rationnement infinitésimal du pain ! Conservons aux malades leur gaieté, précieux assaisonnement du régime, et souvenons-nous du mot de notre vieux Paré : « Joyeulx guarissent tousjours ». C'est là un point important, quoique méconnu, de pratique médicale.

La privation de sucre, extrêmement désagréable (plus désagréable encore que celle du pain), peut aujourd'hui, heureusement, être considérée comme le mauvais rêve du diabétique. Plusieurs fois déjà, dans le cours de ce travail, nous avons prononcé le mot d'*édulcor*. C'est précisément cette substance (découverte et préparée par un savant chimiste de Paris, M. Ch. Garnier, lauréat de l'Ecole supérieure de pharmacie de Paris) (1), c'est cette substance, dis-je, qui doit demeurer *le seul sucre permis aux diabétiques*. Récompensé dans toutes les Expositions, le *sucre édulcor* est un sulfinide benzoïque, chimiquement parlant. Mais il faut bien se garder de le confondre avec la saccharine, dont l'impureté dangereuse a récemment suscité, dans notre pays et dans beaucoup d'autres, une juste levée de boucliers, suivie de décrets prohibitifs.

Avant la découverte de l'*édulcor*, les diabétiques n'avaient, comme ressource sucrante à peu près inoffensive, que la glycérine. Mais la glycérine les dégoûtait rapidement, provoquait nausées et vomissements, assez souvent même, lorsqu'elle est impure, des accidents putrides graves. L'apparition du sucre *édulcor* a été signalée, pour cette raison, par les applaudisse-

(1) Pharmacie Ch. Garnier, 8, rue des Francs-Bourgeois, Paris.

ments unanimes et enthousiastes des malades et par l'immédiate sympathie du corps médical (1), toujours prompt à s'émouvoir des progrès réalisés par la chimie française, pour le plus grand bien-être de ses clients. Songez donc ! L'*édulcor* possède un pouvoir sucrant supérieur *plus de* 200 *fois* à celui du sucre de canne. Soluble dans l'alcool, dans l'eau chaude et froide, il présente un goût agréable, qui donne absolument l'illusion du sucre. A l'aide d'une seule des lentilles préparées par Charles Garnier, on peut sucrer une potion, une tasse de cacao, une compote, un pot de confitures; préparer, avec du rhum ou du cognac, des essences de menthe, d'anis, de chartreuse, etc., des liqueurs très fines; avec l'acide citrique ou l'acide tartrique, des limonades exquises; avec les œufs, des crèmes, glaces, sorbets.

Le *sucre édulcor* est admirablement supporté par l'organisme. Il ne présente aucun inconvénient, puisqu'on a pu en donner, sans effet fâcheux, 5 grammes et plus par jour. Or, notez que 5 grammes équivalent, à peu près, comme pouvoir sucrant, à 2 livres 1|2 de sucre : quel organisme, même bien portant, en supporterait, sans dommage, une dose aussi paradoxale ? Nous connaissons des malades qui, depuis dix-huit mois, prennent journellement deux grammes d'*édulcor*, sans aucun inconvénient. Non seulement ce *sucre des diabétiques* permet de procurer quelque adoucissement à la dureté du régime, mais il aide à prendre certains médicaments répugnants, tels que la quinine, l'huile de foie de morue créosotée. Nous le recommandons aussi aux obèses, qui peuvent ainsi, sans renoncer au sucre, éviter

(1) Le commerce ne nous offre pas toujours la saccharine chimiquement pure. M. Garnier, qui a analysé de nombreux échantillons de ce composé, a pu s'en convaincre. Il a dû en conséquence préparer pour ses pastilles *édulcor* un produit qui présentât toujours la même apparence et la même constitution chimique. Il a de la sorte obtenu un médicament qui peut être accepté sans aucune méfiance de la part du médecin et du malade. (*Bulletin général de Thérapeutique* ; secrétaire de la rédaction, D' Dujardin-Beaumetz.)

l'hydrocarbure qui les engraisse en s'assimilant à leur tissu conjonctif polysarcique.

Mais l'*édulcor* n'agit pas seulement comme agent hygiénique d'agrément. Il possède en outre deux propriétés nettement et précieusement curatives du diabète. D'abord, il rentre dans la grande catégorie des *alcalins*, par suite de sa composition même. Or, nous dirons, tout à l'heure, combien les alcalins sont héroïquement *antidiabétiques* ; ils soulagent le foie, réassimilent le glucose, rétablissent, sans affaiblir les sécrétions digestives et cutanées, décongestionnent les reins, et diminuent la polyurie... C'est ainsi qu'agira l'*édulcor*, *agent d'épargne nutritif*, sinon aliment proprement dit. Sans perturber ni déprimer l'organisme, peu résistant, auquel il s'adresse ; sans fatiguer l'estomac ; en régularisant, même, les évacuations alvines et la sécrétion biliaire, l'*édulcor* agit, à la façon d'un *frein modérateur*, sur les diabètes les plus réfractaires aux ressources habituelles de l'art médical. C'est d'ailleurs l'opinion unanime des praticiens.

Il possède enfin une autre propriété, fort utile également, celle d'être *antiseptique*, *antizymotique*, *antifermentescible*. Aussi puissant, à cet égard, et bien mieux toléré que ne le sont les acides phénique et salicylique (tant vantés contre la glycosurie), le sucre *édulcor* enraie les fermentations gastriques, empêche la saccharification de l'amidon par la ptyaline et met également obstacle à la transformation en glucose de la fécule animale (*zoamyline* de Rouget) contenue dans les cellules du foie. On le voit, l'*édulcor* jouit de propriétés chimiques diamétralement opposées à celles du sucre de canne, qui, au contraire, fermente et s'acidifie dans le tube digestif, trouble les fonctions du foie et sert de « milieu de culture » à tous les microbes malfaisants qui nous guettent sans trêve.

L'*édulcor* arrête complètement le développement de ces microbes, puisqu'on le voit, participant à la fois aux propriétés de l'acide benzoïque et à celles de l'acide salicylique, faire disparaître le pus dans les urines des malades atteints de catarrhes vésicaux et de néphrites. Nous avons pu guérir aussi, par son administration régulière, certains catarrhes gastro-intestinaux, de nature infectieuse, qui avaient résisté à bien des traitements. Le sucre *édulcor* nous apparaît ainsi comme le meilleur *antiseptique intérieur*, parce qu'il est le seul qui ne soit point toxique, ni irritant pour la muqueuse alimentaire, tout en neutralisant, mieux que tout autre, les microbes, ptomaïnes et leucomaïnes qui pullulent le long du tube digestif.

En résumé, nous ne saurions trop recommander aux diabétiques l'emploi de cet excellent agent, qui, malgré son prix de revient élevé, ne constitue pas du tout un remède dispendieux. Avec une ou deux boîtes par mois, tout malade urinant du sucre et même tout *candidat au diabète* (obèses, dyspeptiques) peut réaliser le programme si difficile à remplir, en matière thérapeutique surtout : *Utile dulci !*

On a préconisé, contre le diabète, tous les agents de l'arsenal médicamenteux. Cela prouve bien que le traitement de la maladie dépend beaucoup plus de l'hygiène que des médicaments pharmaceutiques. L'opium et la morphine, l'arsenic et les bromures, l'acide phénique et l'antipyrine, sont bien rarement capables de déterminer des améliorations durables. C'est encore la médication alcaline (qui fait la renommée et la gloire de Vichy (1) et de

---

(1) Comme eau minérale transportée, nous recommandons habituellement les eaux de Vichy-Cusset (source Tracy et source Saint-Jean), parce que ces eaux sont froides et par conséquent se transportent sans altération, mais surtout parce qu'elles sont ferrugineuses, et que, tout en ayant les propriétés des sources alcalines, elles fortifient la constitution au lieu de la débiliter Pour ces motifs, on peut en boire très longtemps et en faire un usage habituel comme eau de table. De plus, ce qui ne gâte rien, elles sont très agréables à boire, les plus agréables, Tracy surtout, des 5o ou 6o sources du bassin de Vichy, et ne troublent pas le vin.

Dans le cas de dyspepsie flatulente, nous recommandons l'usage de la

Carlsbad) que nous pouvons considérer comme la plus rationnelle. Elle agit sur l'estomac et le foie, fluidifie le sang trop vis-
queux et rétablit ainsi l'assimilation troublée. Après la médication alcaline, l'une des meilleures, sans contredit, est celle par
le permanganate de potasse, appliquée avec succès par le Dr Monin à Paris, et le Dr Sampson à Londres. Elle réussit, alors
qu'échouent les alcalins et l'arsenic (1).

En face d'un malade reconnu diabétique, il importe de ne
point perdre un temps précieux. Si vous ne vous hâtez de prescrire le régime et l'hygiène nécessaires, vous ne tardez pas à
assister, impuissant, à des complications graves et mortelles.
Activer la nutrition et empêcher son ralentissement, lutter contre
la prostration des forces et les tendances émaciatrices, remonter
aussi le moral, triste et défaillant, du diabétique confirmé ;
dépenser toute l'autorité dont on est capable pour assurer l'exé-
cution ponctuelle des prescriptions, souvent méticuleuses, néces-
sitées par la maladie. La bonne chère des dîners en ville, les
écarts et infractions au régime seront remplacés par une hygiène
sévère et par la vie active au plein air et au soleil. C'est ainsi
qu'il sera possible : de supprimer les causes qui ont créé ou
entretiennent la glycosurie ; d'empêcher l'introduction du sucre
et des aliments glycogènes dans l'organisme ; d'arrêter la désassimilation et la banqueroute vitale, en mettant bon ordre à ce

source Lafayette, de Vichy-Cusset. Elle contient en effet très peu d'acide
carbonique, et est indiquée pour ces cas spéciaux.

(1) M. Ch. Garnier se charge très volontiers de procurer aux diabétiques
la solution employée dans ce but : progressivement de 10 à 40 gouttes par
jour dans un quart de verre de vieux bordeaux.

« Depuis plus de dix ans, écrit le Dr Monin, j'emploie contre le diabète
une solution de permanganate de potasse très pur, au 1|20. »

(A conserver dans une bouteille jaune foncé.)

« Je prescris de 10 à 40 gouttes, progressivement, avant le repas, dans un
« tiers de verre de bordeaux pur. Les malades ne se plaignent aucunement
« du goût de cette mixture. J'ai même vu des diabétiques me dire *qu'elle*
« *améliorait leur vin.* » (Répertoire de pharmacie.)

travail des Danaïdes, consistant sans cesse à perdre du sucre et à le remplacer ; d'activer la combustion ou l'élimination de ladite glycose ; de tonifier et de reconstituer enfin l'organisme par le régime, la bonne digestion, l'entretien des sécrétions, l'usage des moyens d'épargne, des *oxydants* et de l'exercice, qui sont capables de favoriser l'utilisation du sucre en excès et de vaincre décidément sa production.

Il faut aussi prendre garde aux symptômes morbides ; et c'est même la médication symptomatique que nous considérons comme la plus vraie (ou pour mieux dire comme la seule), ne pouvant être entachée d'erreur doctrinale.

Une propreté antiseptique extrême du tube digestif, depuis la bouche jusqu'à l'anus, empêchera les complications de stomatite, pharyngite, périostite alvéolo-dentaire, etc. L'*édulcor*, cette saccharine purifiée, possède, à cet égard, des propriétés désinfectantes et antifermentescibles du premier ordre. Aujourd'hui, ce produit entre, pour cette raison, dans tous les *élixirs dentifrices*, et nous ne saurions trop engager les diabétiques à employer, matin et soir, en lavages de la bouche, une lentille d'édulcor dans un verre d'eau additionnée de quelques gouttes d'un dentifrice quelconque ; ils éviteront ainsi toute fétidité buccale et toute complication catarrhale et inflammatoire du côté des gencives et des dents, dont la carie sera immédiatement enrayée et la périostite alvéolaire combattue.

Pour éviter les complications pulmonaires qui dérivent habituellement de la faiblesse générale et de l'impuissance du tube digestif à réparer les brèches faites à l'organisme, nous conseillons le plus volontiers deux agents plus hygiéniques que médicamenteux (car ils sont bien conformes à l'éternelle formule hippocratique : *Cito, tuto et jucundè*). Nous conseillons donc, en mangeant, l'emploi de l'eau chargée d'oxygène sous pression. Depuis bien des années, cette eau, à la dose moyenne d'un litre par 24 heures, a rendu de signalés services à divers médecins. Le Dr Albert Le

Blond, médecin de Saint-Lazare, a communiqué récemment à la Société de médecine de Paris une série d'observations démontrant la complète disparition de la glycosurie par l'eau saturée d'oxygène. Le liquide doit être bu immédiatement après avoir été versé ; l'oxygène pénètre dans l'économie et, par son contact, détruit la glycose et la transforme, d'une manière ultime, en eau et en acide carbonique. C'est une méthode oxydante favorable à la digestion autant que l'inhalation oxygénée peut l'être à la muqueuse de l'arbre aérien.

Outre l'eau oxygénée, j'ai l'habitude de prescrire aux diabétiques, après chaque repas, un verre à madère du *tonique antidiabétique Garnier*. Ce n'est pas un spécifique, à coup sûr, mais une combinaison rationnelle à base de quinquina, écorces d'oranges, théobromine, caféine et strychnine, qui active la guérison en arrêtant la désassimilation organique et en stimulant l'eupepsie et l'innervation languissantes. Stomachique précieux contre l'autophagie, le tonique Garnier possède une influence reconstituante et vaso-motrice de première valeur, qui arrête la dystrophie et, par son action apéritive et astringente, soutient admirablement la nutrition et la vigueur, amende l'anémie, nourrit l'hématose, retarde indéfiniment l'apparition de la débilité et du vice cachectique. Le Dr Bernard écrit que ce tonique *électrise, pour ainsi dire, la nutrition interstitielle ;* et il affirme, par expérience, qu'il rend bien moins dangereux ce précipice que côtoie sans cesse le diabétique avéré, ainsi que l'a exprimé le Dr Copland.

Pour combattre la soif, le diabétique devra recourir aux gargarismes citriques édulcorés, et prendre, de temps à autre, un lavement d'eau de camomille froide, qui possède, en outre, le précieux avantage de faire éjaculer la bile dans l'intestin et d'entretenir la liberté du ventre.

Lorsque l'albuminurie coïncidera avec le diabète, la diète lactée sera absolument nécessaire : toutefois, on lui adjoindra quatre à cinq cuillerées à bouche par jour du *tonique antidiabétique Garnier*, qui décongestionne le rein et amène assez rapidement une détente de bon augure dans les symptômes de la néphrite.

L'hépatite concomitante sera également soignée par le lait, additionné d'*édulcor*, et par les grands lavements froids avec l'eau oxygénée sous pression.

Le prurit génital et le phimosis eczémateux seront combattus par les lotions d'eau phéniquée ; la constipation, très fréquente, au moyen des *pilules toniques laxatives* du docteur Bouchardat, préparées par Charles Garnier. Les névralgies seront traitées par la quinine et la morphine suivant les prescriptions médicales. L'inappétence et la dyspepsie se combattront par l'infusion de quassia, les gouttes amères, le quinquina (*élixir antidiabétique de quinquina Garnier*) ; l'amaurose, par les injections de strychnine et de pilocarpine. Seules, les opérations indispensables devront être tentées chez les diabétiques, et l'on choisira toujours, de préférence, les méthodes chirurgicales non sanglantes.

Pour entretenir les fonctions de la peau et brûler dans les poumons le sucre en excès, il faut prescrire l'exercice sous toutes les formes (*l'exercice ou la mort !*), la respiration d'un air oxygéné comme celui des forêts, ou (à leur défaut et en hiver), dans les villes, les *inhalations d'oxygène*, qui ont donné à Scelles de Montdésert, Durand-Fardel, Bérenger-Féraud, Thierry-Mieg, Demarquay, Griesinger Birch, Hayem et Brouardel (nous pourrions en citer bien d'autres), les succès les plus éclatants. Nous insisterons sur ces inhalations, parce qu'elles ont une grande importance prophylactique et curative.

On leur ajoute la chasse, le labourage, l'escrime, les haltères, le billard, le crocket, la danse. Le malade est bardé de flanelle ; matin et soir, on le frictionne au gant de crin imbibé de quelques gouttes d'eau de Cologne, mêlée à la teinture de cantharides. Alternativement, chaque semaine, un bain sulfureux ou alcalin; et si la chose est possible, en été, des bains de mer ou des eaux minérales appropriées à l'état des malades, qui feront bien de consulter, *pour le choix d'une station*, un médecin spécialiste compétent. Car les eaux minérales sont de ces agents merveilleux et terribles qui frappent tantôt la maladie et tantôt le malade. Il serait dangereux de l'oublier (1).

Il faut au diabétique des distractions, de la tranquillité d'esprit, peu de travaux intellectuels, peu de soucis moraux. Malheureusement, le diabète frappant surtout les sujets sédentaires, dont les facultés intellectuelles sont toujours en émoi, il est souvent fort difficile de décider les malades à fuir leur milieu, à voyager, à devenir actifs, à *vivre de l'existence au grand air*. C'est pourquoi les inhalations d'oxygène, vantées surtout par *Hayem* et par *Bérenger-Féraud*, sont capables de rendre aux glycosuriques de remarquables services. Chez deux clients de l'éminent praticien que nous venons de citer, le sucre en excès fut tellement bien brûlé par le moyen des inhalations d'oxygène qu'il disparut complètement des urines en quelques semaines. Pour obtenir ce résultat, il faut de l'*oxygène pur*; les malades l'inhalent avec plaisir, parce qu'il facilite leur respiration, accroît leurs forces et vivifie la chaleur animale, ordinairement déchue dans le diabète. Il remplace le phlogistique naturel de l'air pur de la campagne; il corrobore les puissants effets de l'*eau saturée d'oxygène* pour faire cesser la dyspepsie, ranimer les forces, vaincre l'anémie et l'atonie de l'assimilation. Action oxydante

---

(1) En dehors de la saison thermale, on continue habituellement l'usage des eaux de Vichy à domicile. Les sources qui doivent être préférées à cet effet sont les eaux de Vichy-Cusset (sources Tracy, Saint-Jean et Lafayette), parce qu'elles sont froides, parce qu'elles sont ferrugineuses et fortifiantes, et parce qu'elles sont très agréables à boire et ne troublent pas le vin, surtout Tracy et Saint-Jean. (Voir du reste le renvoi ci-contre de la page 16.)

et excitante : en voilà plus qu'il n'en faut pour constituer
une médication rationnelle conforme aux vœux de la nature !
*Quò natura vergit, eò ducendum ; medicus enim naturæ minister
et interpres ; huic obtemperet, non imperet* (1) !

D'ailleurs, les analyses récentes de Pettenkofer et Voit ont
prouvé que l'absorption d'oxygène est très diminuée chez le
diabétique, et c'est ainsi que ces savants chimistes expliquent
même la tendance des tissus à la décomposition, furoncles,
gangrènes, phtisie, carie dentaire, calvitie) et la surabondance
des déchets nutritifs. Pour activer l'élimination de ces déchets,
une ou deux fois par jour, avant les repas, le diabétique devra
prendre de deux à trois pilules *toniques laxatives* préparées par
Ch. Garnier, suivant les indications pratiques formulées par le
Dr Bouchardat. Ces pilules sont loin de constituer un remède
secret. Elles renferment de l'aloès, du lactate de fer, de la quinine et de la noix vomique en proportions appropriées. Dras-
tiques sans irritation possible, elles corsent les fonctions de
l'estomac, facilitent la dérivation hémorroïdaire, si utile pour
activer la déplétion du foie, empêchent les congestions cérébrale
et pulmonaire, combattent l'hypocondrie. Leur usage régulier
lutte contre l'asthénie cérébro-spinale, enrichit l'hématose et
stimule la formation des globules rouges du sang, rétablit l'assimilation et corrobore la prolifération nutritive tout entière.

Nous croyons avoir maintenant résumé les principales don-
nées, les plus utiles aux médecins et aux malades, pour la cure
rationnelle du diabète. Ce n'est pas une maladie susceptible de
rétrocéder devant un moyen médicamenteux unique, si spécifique que l'on puisse le démontrer. C'est à un ensemble de méthodes diététiques, hygiéniques et pharmaceutiques (telles que
celles que nous venons de décrire) que le malade devra, légitime-

(1) Pour détails sur cette question, consulter surtout les travaux d'Oza
nam et de Demarquay. Pour la technique des inhalations, s'adresser : Dar-
bois, 38, rue Rochechouart, Paris.

ment recourir. Ainsi et seulement ainsi, il aura raison de ce sphinx qui — suivant le mot d'un célèbre spécialiste — dévorera encore plus d'un homme, avant que l'on ait deviné ses énigmes !

Dr M. THÉRY.

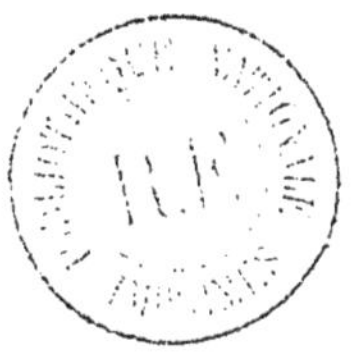

PARIS. — TYP. LECÈNE, OUDIN ET Cie.

9 782019 652463